Action de l'Urée

sur le Glucose

PAR

Louis MALTET

Docteur en pharmacie de l'Uuiversité de Lyon
Pharmacien de 1ʳᵉ classe
Ex-préparateur de Pharmacologie
Ex-chef de laboratoire de Clinique médicale
à la Faculté de Médecine et de Pharmacie de Lyon

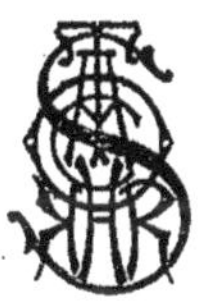

A. STORCK & Cⁱᵉ, IMPRIMEURS-ÉDITEURS

—⁂ LYON ⁂—

PARIS, 16, rue de Condé, près l'Odéon

—

1902

ACTION DE L'URÉE
SUR LE GLUCOSE

Action de l'Urée
sur le Glucose

PAR

Louis MALTET

Docteur en pharmacie de l'Université de Lyon
Pharmacien de 1re classe
Ex-préparateur de Pharmacologie
Ex-chef de laboratoire de Clinique médicale
à la Faculté de Médecine et de Pharmacie de Lyon

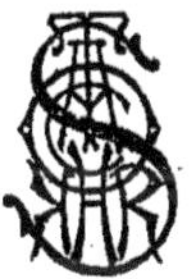

A. STORCK & Cie, IMPRIMEURS-ÉDITEURS
—❖ LYON ❖—
PARIS, 16, rue de Condé, près l'Odéon

1902

A LA MÉMOIRE DE MA MÈRE

A MES PARENTS
Hommage d'affection et de reconnaissance.

En tête de ce travail, nous tenons à remercier tous nos Maîtres dont les lumières et le dévouement nous ont permis d'atteindre le but désiré.

Nous avons eu le bonheur de passer trois années au laboratoire de M. le Professeur CROLAS, qui a bien voulu nous prendre comme préparateur. Qu'il reçoive ici l'expression de toute notre gratitude pour le dévouement et la bienveillance qu'il n'a cessé de nous témoigner pendant le cours de nos études pharmaceutiques.

Nous adressons nos plus sincères remerciements à M. le Professeur LÉPINE, sous la haute direction duquel nous avons travaillé toute une année comme préparateur et chef de laboratoire.

M. le Professeur HUGOUNENQ et M. le Professeur agrégé MOREAU nous ont fait l'honneur d'accepter de faire partie de notre jury, nous les prions d'agréer l'hommage de notre sincère reconnaissance.

Merci également à M. CAUSSE, chargé de cours, qui nous a suggéré l'idée de cette étude. Nous l'avons trouvé toujours plein d'empressement et de bienveillance, toujours prêt à nous fournir des renseignements et à nous donner des conseils autorisés pour le développement de notre travail.

ACTION DE L'URÉE

GLUCOSE

INTRODUCTION

L'urée, $COAz^2H^4$, a été considérée dès 1830, par Dumas, comme de la carbamide.

Après les recherches de Wurtz sur les urées composées et surtout les deux synthèses de l'urée réalisées par Natanson, en faisant agir l'ammoniaque sur le chlorure de carbonyle et sur le carbonate d'éthyle, il ne resta aucun doute sur la constitution de ce corps qui doit être considéré comme la diamide carbonique de formule :

$$O = C{\Large<}{{AzH^2}\atop{AzH^2}}$$

D'après cette constitution de l'urée, il a été facile d'obtenir diverses combinaisons en substituant à un ou plusieurs atomes d'hydrogène de l'urée : des

L. MALTET.   1 radicaux alcooliques, des radicaux hydrocarbonés diatomiques résidus des aldéhydes, ou des radicaux d'acides.

Les urées composées provenant de ces combinaisons comprennent donc une série de corps :

1° Urées composées à radicaux alcooliques monoatomiques obtenues en remplaçant 1, 2, 3 ou 4 atomes d'hydrogène par des radicaux alcooliques monoatomiques.

2° Urées composées à radicaux alcooliques diatomiques. Ces urées (diurées) proviennent de la soudure de deux molécules d'urée par un radical alcoolique diatomique.

3° Urées composées à radicaux hydrocarbonés diatomiques, résidus des aldéhydes, résultant de l'action de l'urée sur les aldéhydes avec élimination d'eau.

4° Les urées composées à radicaux d'acides, plus spécialement appelées uréides.

De toutes ces combinaisons les urées composées à radicaux hydrocarbonés diatomiques, résidus des aldéhydes, nous intéressent particulièrement, le glucose possédant la fonction aldéhydique.

Ces notions exposées, nous ajouterons que notre travail comprend quatre parties.

I. — *Action de l'urée sur les aldéhydes en général.*

II. — *Action de l'urée sur le glucose.*

III. — *Séparation et étude de l'éther dicarbamique.*

IV. — *Combinaisons de l'éther dicarbamique avec le plomb, le mercure et l'argent.*

CHAPITRE PREMIER

ACTION DE L'URÉE SUR LES ALDÉHYDES

L'action de l'urée sur les aldéhydes a été étudiée pour la première fois par Hugo Schiff. Ses recherches qui forment un long mémoire, inséré dans les *Annalen*, peuvent être résumées ainsi qu'il suit.

Avec les aldéhydes de la série grasse, les composés obtenus sont généralement cristallisés et résultent tantôt de l'union d'une molécule d'aldéhyde avec une molécule d'urée et élimination d'une molécule d'eau, comme l'éthylidène-urée. Tantôt la combinaison s'effectue aux dépens d'une molécule d'aldéhyde et de deux molécules d'urée, comme c'est le cas pour l'œnanthylidène-urée.

Toutefois, dans la série aromatique, les résultats sont bien différents. Avec l'aldhéhyde benzylique, salicylique et ses isomères, Hugo Schiff n'a pu obtenir que des produits amorphes, colloïdaux, retenant très faiblement l'aldéhyde aromatique; dédoublés par la simple ébullition de l'eau en aldéhyde et urée. L'auteur les a considérés à juste titre comme des produits de condensation, de formules fort compliquées et en tous cas indécises. C'est en vain qu'il a essayé de les dédoubler ou de les transformer en combinaisons cuivriques ou cuivreuses ; le produit s'est toujours montré amorphe et de formule variable, suivant la composition du milieu dans lequel avait lieu la précipitation.

Toutes ces recherches ont amené l'auteur aux conclusions que nous citons :

1° Dans l'action d'une aldéhyde sur l'urée, on obtient des combinaisons diverses constituant des urées condensées, suivant les proportions des substances mises en présence et les conditions de la réaction.

2° L'oxygène du groupe fonctionnel CHO des aldéhydes est enlevé à l'état d'eau, en s'unissant à deux atomes d'hydrogène de deux molécules d'urée. Quant au résidu diatomique de l'aldéhyde, il soude les restes de deux molécules d'urée pour donner naissance à une diurée.

Quelques années plus tard, Emerson Reynold a repris l'étude de l'éthylidène-urée, qu'il obtient par digestion à 100° en vase clos de l'aldéhyde avec l'urée.

Après lavage à l'alcool froid, et solution dans l'alcool bouillant, il se dépose par refroidissement un corps floconneux composé de petits cristaux microscopiques : insolubles dans l'eau, solubles dans l'alcool bouillant, se décomposant à 160°.

En 1889, M. Lüdy a cherché à préparer quelques

dérivés de condensation des aldéhydes avec l'urée, déjà étudiés par Schiff.

Avec l'aldéhyde formique, il obtint un produit blanc amorphe qui serait la méthylène urée

$$CH^2\!\!\begin{array}{c}\diagup AzH\diagdown\\[-2pt]\diagdown AzH\diagup\end{array}\!\!CO$$

et d'une façon d'autant plus considérable que la solution d'aldhéhyde formique serait plus concentrée.

L'action de la chloro-acétine méthylénique

$$CH^2Cl(OC^2H^3O)$$

sur l'urée lui fournit aussi de la méthylène urée.

L'acroléine sur l'urée donne naissance à un produit solide dont la composition n'est pas constante.

En faisant agir l'aldéhyde O. nitrobenzoïque sur une solution alcoolique d'urée, il se forme un précipité blanc cristallin, en aiguilles fusibles à 200°, peu soluble dans l'eau, soluble dans l'alcool et l'éther.

M. H. Causse, en faisant agir l'aldéhyde salicylique sur l'urée à 110°, obtint la salicyltriurée, avec élimination d'eau ; ce produit se décompose entre 120 et 125° en ammoniaque, acide cyanique, et un composé particulier qu'il désigna sous le nom d'imine de l'aldéhyde salicylique.

La formation de cette substance peut être envisagée comme le résultat de l'action de l'ammoniaque naissant sur l'aldéhyde salicylique.

A côté de ces recherches, nous signalerons celles de MM. Delépine et P. Rivals qui ont quelques points communs.

Outre la salicylhydramide, résultat de l'union de deux molécules d'ammoniaque avec l'aldéhyde salicylique et élimination de trois molécules d'eau, les auteurs cités ont décrit une méthylsalicylimide dont les caractères sont voisins de la salicylimine.

Enfin d'après les travaux de Jacobsen, le chloral forme avec l'urée deux combinaisons.

1° Un composé répondant à la formule $C^2HCl^3O \cdot COH^4Az^2$, se sépare quand on ajoute du chloral à un excès d'une solution saturée d'urée ; ce sont des cristaux rhomboïdaux peu solubles à froid dans l'eau et dans l'alcool, plus solubles à chaud, fondent en se décomposant à 150° en chloral et en acide cyanique.

2° Un corps de formule $2(C^2HCl^3O)COH^4Az^2$ qui se forme en même temps que le premier quand on emploie une solution très concentrée d'urée. Ce produit se forme plus abondamment en ajoutant un excès de chloral à une solution saturée d'urée ou en chauffant à 100° du chloral avec de l'urée sèche. Il se présente en aiguilles nacrées par évaporation de sa solution alcoolique. Ces aiguilles sont presque insolubles dans l'eau bouillante, fusibles à 180° en se décomposant comme la première combinaison.

CHAPITRE II

ACTION DE L'URÉE SUR LE GLUCOSE.

Historique.

Dans son traité d'analyses chimiques médicales, Méhu a consigné au chapitre intitulé : *Influence de la glycose sur le dosage des matières fixe de l'urine*, le résultat de ses observations concernant l'action de la chaleur sur l'urine normale et l'urine diabétique.

Si l'on évapore à l'étuve à eau bouillante, ou simplement sur un bain-marie, un volume déterminé d'urine, et si l'on amène le résidu à la consistance d'un extrait sec, on observe tout d'abord qu'il se présente sous la forme d'une masse d'un brun marron très hygroscopique mais qui ne représente pas la totalité des matériaux fixes primitivement contenus dans l'urine.

En effet, si on redissout cet extrait dans l'eau distillée et si on amène le volume à ce qu'il était au début ; si l'on pèse, on retrouve une perte représentée par le dixième environ du poids total.

La différence est particulièrement attribuable à l'urée.

En effet, sous l'influence prolongée de la chaleur et de l'eau, l'urée est en partie saponifiée et ramenée à l'état de carbonate d'ammoniaque, combinaison volatile qui est entraînée par la vapeur d'eau et diminue ainsi le poids du résidu.

Lorsqu'on remplace l'urine normale par celle d'un diabétique, on remarque des phénomènes entièrement différents.

Au bout de quelque temps, le produit de l'évaporation change d'aspect, perd sa couleur jaune, devient acajou, et finalement brun. Il reste après évaporation une masse spongieuse, boursouflée, ayant l'aspect d'une substance carbonisée.

Si maintenant, pendant l'évaporation on présente de temps à autre une baguette imprégnée d'acide chlorhydrique aux vapeurs se dégageant de la capsule, on voit se former un nuage épais de chlorhydrate d'ammoniaque, signe incontestable d'un entraînement d'ammoniaque par la vapeur d'eau.

Dans ce cas, si comme précédemment, on rétablit sur la balance l'eau évaporée, on ne trouve dans le liquide que le tiers du poids de l'urée primitivement constaté.

Tel a été le point de départ de quelques recherches de Méhu sur ce sujet, mais elles sont incomplètes à beaucoup d'égards.

Tout d'abord l'auteur constate que si l'on condense les vapeurs qui se dégagent pendant l'évaporation, dans un acide titré, et si on transforme le poids d'ammoniaque trouvé en urée, on obtient en ajoutant ce poids à celui de l'extrait, la différence accusée par la balance.

En outre, supposant que cette décomposition de l'urée était la conséquence d'une réaction réciproque entre la carbamide et le glucose, puisqu'il n'observait pas la même réaction avec des urines privées de ce sucre, Méhu eut l'idée d'évaporer à siccité un mélange d'urée et de glucose, il observa un dégagement d'ammoniaque, et la carbonisation du résidu de la capsule; il nota que ce résidu était entièrement soluble dans l'alcool alors qu'au moins l'un des constituants, c'est-à-dire le glucose était peu soluble.

Mais ses observations en restèrent là, à notre connaissance, la réaction ne fut pas étudiée au point de vue chimique, tout au moins nos recherches sur ce sujet ont été infructueuses.

Poussant plus loin ses investigations, Méhu remplaça dans une autre expérience le glucose par le saccharose et n'obtint aucun dégagement d'ammoniaque, ce qui est conforme à la constitution du saccharose et à la disparition de la fonction aldéhydique. On sait d'ailleurs que le saccharose ne possède aucune propriété réductrice du glucose.

En reprenant cette étude, nous nous sommes proposé, comme on le verra, d'étudier la partie résiduelle qui pouvait contenir ou une combinaison de glucose et d'urée, ou un produit de dédoublement de l'un ou de l'autre des composés.

Réaction

On mélange au mortier 180 grammes d'urée et 60 grammes de glucose que l'on introduit dans un ballon à fond rond de 500 c.c. environ de capacité.

Ce ballon est muni d'un bouchon percé de trois ouvertures :

La première livre passage à un thermomètre plongeant dans le mélange ; la seconde à un tube effilé à sa partie inférieure qui plonge aussi dans la substance, il est muni extérieurement d'un tube de caoutchouc armé d'une pince pour laisser passer et régler un léger courant d'air dans l'intérieur de l'appareil ; le troisième tube met en communication le ballon avec une ampoule de verre de 250 c.c. de capacité environ, plongeant dans un cristallisoir où circule continuellement un courant d'eau froide. Cette ampoule par son autre extrémité est reliée à une trompe.

Le ballon repose sur un bain de sable, dont on élève lentement et progressivement la température après avoir ouvert la trompe et desserré un peu la pince pour établir dans l'appareil une légère circulation d'air.

Dès 70°, le mélange entre en fusion et constitue alors un liquide légèrement jaune qui brunit de plus en plus à mesure que s'élève la température que l'on maintient finalement une heure à 150°. Pendant ce temps le liquide se concentre en laissant échapper de la vapeur d'eau et de l'ammoniaque qui distillent, en même temps que des vapeurs blanches se con-densent en longues aiguilles sur les parois froides de l'ampoule. Au bout d'une heure environ de chauffe à 150°, le liquide s'est épaissi, boursouflé, et a pris une apparence charbonneuse.

La réaction est terminée ; on éloigne le bec de gaz et on fait passer un fort courant d'air pour entraîner les dernières traces de vapeurs.

Nous avons remarqué dans nos diverses opérations :

1° Que si l'on cesse de chauffer lorsque le liquide atteint 150°, sans le maintenir une heure environ à cette température, le rendement était beaucoup moindre.

2° Qu'en laissant plus longtemps, huit à dix heures environ, le mélange entre 100 et 120°, nous obtenions les mêmes résultats qu'en maintenant comme nous l'avons fait précédemment, une heure à 150°. La réaction étant moins longue, nous avons adopté la première façon d'opérer.

PRODUITS DE LA RÉACTION

Les produits provenant de la réaction, par suite de leur mode de formation se divisent en deux groupes :

I. — Dans l'ampoule, nous avons de l'eau, de l'ammoniaque et du carbonate d'ammoniaque, comme il a été facile de le constater.

II. — La partie charbonneuse contenue dans le ballon se compose :

1° De glucose et d'urée en excès qui n'ont pas réagi.

2° De carbonate d'ammoniaque qui s'est fixé pendant la réaction aux parois froides du ballon.

3° De produits provenant de l'action de l'ammoniaque naissant sur le glucose qui ont déjà fait le sujet de plusieurs études que nous mentionnerons, mais que nous n'avons pas essayé de séparer.

4° D'un corps soluble dans l'alcool bouillant et donnant des combinaisons avec l'argent, le plomb et le mercure, produit que nous avons cherché à isoler et que nous étudierons au chapitre suivant.

Ainsi qu'il a été déjà dit, l'ammoniaque a une action sur le glucose.

M. Tanret a trouvé deux alcaloïdes provenant de cette action. Ce sont deux substances liquides dont l'une bout de 136° à 160° ; elle répond à la formule $C^{12}H^8Az^2$, elle a été appelée glucosine α.

L'autre bout à 160°, répond à la formule $C^{14}H^{10}Az^2$, on l'a désignée sous le nom de glucosine β.

M. P. Thénard en faisant agir l'ammoniaque liquide sur le glucose en tubes fermés a obtenu un corps brun clair, soluble dans l'eau et les acides, insoluble dans l'alcool qui a donné à l'analyse les résultats suivants :

Carbone	52.28
Hydrogène	6.38
Azote	9.94
Oxygène	31.40

MM. Brandes et Stœhr chauffent pendant trente-
cinq heures à 100° : 6 parties de glucose et 10 parties
d'ammoniaque à 25 p. 100. Ils ont obtenu une huile
épaisse, jaune, qui, après avoir été soumise à la distil-
lation fractionnée, leur ont donné pour un kilo-
gramme de glucose :

2 grammes de pyridine ; des traces de piperazine.
$C^4H^4Az^2$; 10 grammes d'une base bouillant à 135-137° ;
quelques décigrammes d'une diméthylpyrazine,
$C^6H^8Az^2$, solidifiable en cristaux prismatiques fondant
à 47-48°.

MM. Lobry de Bruyn et Franchimont ont fait
réagir le glucose sur l'ammoniaque en solution
alcoolique (solution de glucose dans l'alcool méthy-
lique saturé d'ammoniaque à 15° : soit 21 p. 100
d'AzH^3). Au bout de quelques semaines, ils ont
obtenu des petites aiguilles blanches qui se trans-
forment en agrégat hémisphérique, qui fondent à
127°-128° en se boursouflant et brunissant. Ce produit répond à la formule $C^6H^{13}AzO^5$.

M. Stone fait arriver un courant de gaz ammoniac
sur le glucose en suspension dans l'alcool méthy-
lique. Il a obtenu un dérivé ammoniacal qui a pour
formule $C^6H^{12}O^6,AzH^3$ qui serait une aldéhyde-
ammoniaque.

Enfin M. Biginelli a fait réagir le glucose et
l'ammoniaque en solution alcoolique sur l'éther

acétylacétique. Il a obtenu un corps cristallisant dans l'alcool de formule $C^{16}H^{20}AzO^8$ qui chauffé entre 100° et 110° en tube scellé se transforme en un autre corps répondant à la formule $C^{10}H^{16}AzO^5$.

Tous ces corps ont pu se former dans notre réaction, mais nous n'avons pas cherché à les isoler.

CHAPITRE III

SÉPARATION ET ÉTUDE DE L'ÉTHER DICARBAMIQUE

Séparation.

Le contenu du ballon est traité par l'alcool à 60°
froid, pour le débarrasser du glucose et de l'urée
qui se trouvent en excès, du carbonate d'ammoniaque
et des vapeurs ammoniacales provenant de la
réaction.

Après filtration, le résidu charbonneux est épuisé
par l'eau distillée bouillante ; on obtient une solution
jaune orangé que l'on filtre pour la débarrasser des
parties insolubles.

Après refroidissement, cette solution est traitée
par du sous-acétate de plomb liquide jusqu'à ce qu'il
ne se forme plus de précipité jaune. Ce précipité qui
n'est autre qu'une combinaison plombique, est
séparé par filtration et lavé sur le filtre à l'eau
distillée.

Cette combinaison est mise en suspension dans de
l'eau distillée chaude où l'on fait passer un courant

d'hydrogène sulfuré qui précipite complètement le plomb sous forme de sulfure de plomb noir qui est séparé par le filtre.

La liqueur jaune orangé provenant de la filtration est évaporée à siccité au bain-marie, elle abandonne une masse amorphe, jaunâtre, contenant du soufre que l'on sépare en reprenant par de l'eau distillée bouillante qui dissout seulement le produit.

La solution aqueuse filtrée et évaporée au bain-marie donne un produit pur, jaune, amorphe.

Pour l'obtenir cristallisé, on le traite par l'acide acétique dilué dans la proportion de trois pour dix d'eau distillée, au bain-marie ; il se dissout. La liqueur filtrée, versée dans un cristallisoir, par refroidissement laisse déposer des cristaux.

Au bout de quelques jours, le liquide est filtré, les cristaux sont détachés, essorés à la trompe, lavés à l'acide acétique étendu, recueillis sur des doubles de papier filtre et séchés à l'air d'abord, puis à l'étuve à 100°-120°.

Ce procédé demande une manipulation assez longue qui cause une certaine perte de produit ; c'est ainsi que par cette première méthode, l'on n'obtient qu'un rendement de 5 p. 100 de substances employées.

Deuxième mode de séparation.

Il est basé sur la solubilité du produit donnant la combinaison plombique dans l'alcool à 95° bouillant ; les autres produits étant insolubles.

Le contenu charbònneux du ballon est comme précédemment débarrassé de ses impuretés : carbonate d'ammoniaque et vapeurs ammoniacales ainsi que de l'urée et du glucose en excès par traitement à l'alcool à 60°. Après plusieurs lavages on filtre et on fait sécher le résidu.

Celui-ci est mis avec de l'alcool à 95° (1.500 c.c. d'alcool pour 30 grammes du produit) dans un ballon à fond rond muni à sa partie supérieure d'un réfrigérent ascendant de Liébig dans lequel on fait circuler un courant d'eau froide.

Le ballon est placé sur un bain-marie et le contenu est porté à l'ébullition pendant une heure environ. Au bout de ce temps, on détache le ballon et filtre l'alcool bouillant qui a dissout la presque totalité du produit précédemment obtenu. On distille cet alcool aux trois quarts et le reste est évaporé dans une capsule au bain-marie jusqu'à siccité.

Il reste un dépôt formé d'agrégats sphériques. Si l'on reprend ce résidu par de l'eau distillée, acidulée à l'acide acétique (3 grammes d'acide pour 10 grammes d'eau), au bain-marie, dans la proportion de 150 grammes d'eau acidulée pour 10 grammes de la substance ; au bout d'un certain temps le résidu est complètement dissout.

Par refroidissement on obtient comme dans la première méthode, un composé cristallin qui se dépose sur les parois du récipient que l'on a recueilli comme précédemment.

Nous avons ainsi un rendement de 15 grammes p. 100 de produits employés.

L. MALTET.

Les deux composés obtenus par l'une ou l'autre méthode sont les mêmes, ainsi que nous l'ont montré l'examen microscopique et l'analyse, comme on le verra plus loin.

ANALYSE

DOSAGE DU CARBONE

Nous avons obtenu les résultats suivants :

Poids de matière	Acide carbonique correspondant	Carbone p. 100	Moyenne p. 100
0,347	0,28	22,006	
0,340	0,286	22,93	22,642
0,344	0,29	22,99	

DOSAGE DE L'AZOTE

Ces dosages ont été faits par la méthode de Kjeldahl et vérifiés par combustion à la grille à analyse.

Résultats trouvés :

Poids de matière	Azote correspondant	Azote p. 100	Moyenne p. 100
0,228	0,062	26,40	
0,278	0,0742	26,69	26,23
0,421	0,112	26,60	

DOSAGE DE L'HYDROGÈNE

Poids de matière	Eau du tube à ponce sulfurique	Hydrogène correspondant	Hydrogène p. 100	Moyenne p. 100
0,347	0,116	0,0128	3.68	
0,340	0,112	0.0124	3,64	3,67
0,344	0,115	0,0127	3,69	

L'oxygène a été déduit par différence et nous avons obtenu pour 100, d'après nos moyennes, le nombre suivant :

$$100 - [\text{c. } 22{,}642 + \text{Az. } 26{,}23 + \text{H. } 3{,}67] = O$$
$$100 - 52{,}542 = 47{,}458 \text{ d'oxygène p. } 100$$

Nous avons comparé les résultats de l'analyse des produits obtenus par chacune des méthodes de séparations.

Première méthode :		*Deuxième méthode :*	
Carbone . . .	26,642 p. 100	Carbone . . .	22,93 p. 100
Azote	26,23 —	Azote.	26,66 —
Oxygène. . .	47.458 —	Oxygène . . .	46,79 —
Hydrogène. .	3,67 —	Hydrogène . .	3,68 —

Les résultats sont sensiblement les mêmes, nous nous trouvons donc en présence du même produit.

INTERPRÉTATION DES RÉSULTATS

D'après les moyennes fournies par l'analyse, nous pouvons donner à notre produit la formule suivante ;

$$C^2Az^2O^3H^4$$

En effet, si nous comparons les pourcentages donnés par l'analyse, et le calcul pour 100, de chaque élément de cette formule, on obtient des différences si peu appréciables, qu'on peut facilement les négliger.

L'analyse nous donne :

$$Carbone. \quad \ldots \ldots \ldots \quad 22,642 \ p. \ 100$$
$$Azote \quad \ldots \ldots \ldots \quad 26,23 \quad —$$
$$Oxygène. \quad \ldots \ldots \ldots \quad 47,458 \quad —$$
$$Hydrogène. \quad \ldots \ldots \ldots \quad 3,67 \quad —$$

Les quantités calculées pour la formule $C^2Az^2O^3H^4$ sont les suivantes :

$$Carbone \quad \ldots \ldots \ldots \quad 23,07 \ p. \ 100$$
$$Azote. \quad \ldots \ldots \ldots \quad 26,92 \quad —$$
$$Oxygène \quad \ldots \ldots \ldots \quad 46,15 \quad —$$
$$Hydrogène \quad \ldots \ldots \ldots \quad 3,84 \quad —$$

Nous avons tenté de développer la formule brute précédente et de lui donner une constitution en nous basant non seulement sur l'analyse, mais sur les produits de dédoublement.

Remarquons d'abord que dans la réaction de l'urée sur le glucose, il se produit un abondant dégagement de carbonate d'ammoniaque, d'ammoniaque et de vapeur d'eau. Il s'est donc formé pendant la réaction de l'acide carbonique qui peut s'écrire $CO\big\langle{}^{OH}_{OH}$ et de l'ammoniaque AzH^3. Ces deux composés par combinaison suivie de l'élimination d'une molécule d'eau, donnent naissance à l'acide carbamique.

Selon l'équation :

$$CO\!\!<^{OH}_{OH} + AzH^3 = O = C\!\!<^{AzH^2}_{OH} + H^2O$$

Si maintenant deux molécules de cet acide carbamique s'unissent avec élimination d'une molécule d'eau, il se formera un composé nouveau.

D'après l'équation :

$$\begin{array}{c} O = C\!\!<^{AzH^2}_{OH} \\ \\ O = C\!\!<^{OH}_{AzH^2} \end{array} \quad - H^2O = \quad \begin{array}{c} O = C\!\!<^{AzH^2} \\ O \\ O = C\!\!<_{AzH^2} \end{array}$$

Nous l'appellerons éther dicarbamique pour rappeler son origine et ses modes de dédoublement.

Étude de l'éther dicarbamique.

L'un et l'autre mode d'obtention de l'éther dicarbamique, nous ont donné une substance cristallisée.

Au microscope, elle se présente sous la forme de cristaux jaunes, prismatiques, en couvercles de tombeaux, rappelant par leur forme les cristaux de phosphate ammoniaco-magnésien.

Ils sont peu solubles dans l'eau froide, l'eau bouillante les dissout beaucoup mieux. Insolubles à froid dans l'alcool, l'éther, la benzine, le chloroforme et le sulfure de carbone. Solubles dans l'alcool bouillant et un peu dans l'éther, le chloroforme et l'acétone bouillants.

Très solubles dans les acides forts à froid, ils se dissolvent facilement à chaud dans les acides dilués.

La solution aqueuse traitée par les sels de plomb, de mercure et d'argent, donne des combinaisons insolubles que nous étudierons.

Action de la chaleur.

Soumis à l'action de la chaleur, ces cristaux se décomposent totalement sans fondre à la température de 210°, en émettant des vapeurs blanches qui se condensent sur les parois du tube dans lequel on les chauffe.

Nous avons étudié cette décomposition.

Pour cela, on se sert d'une ampoule en verre, munie d'un long tube dont l'extrémité effilée plonge dans un récipient contenant de l'eau de baryte.

Si on porte l'ampoule à la température de 210° après y avoir introduit la substance et étiré le tube à la lampe, il se forme des vapeurs blanches qui viennent se déposer en fines aiguilles blanches sur les parois du tube.

Pendant ce temps, dans le récipient contenant l'eau de baryte, il se produit par le tube effilé un dégagement gazeux avec formation d'un précipité blanc abondant.

Dans l'ampoule la substance s'est complètement décomposée au bout d'un certain temps, sans résidu.

1° Nous avons d'abord examiné le produit blanc en aiguilles contenu dans le tube.

Pour cela nous avons coupé le tube en plusieurs fragments et nous avons pulvérisé le tout au mortier. Cette poudre grossière, mélange de verre et du produit, a été ensuite mise dans une capsule pour y faire la réaction des cyanates.

Nous avons ajouté dans la capsule 2 ou 3 c.c. d'une solution de sulfure d'ammonium et placé le tout sur un bain-marie. Après évaporation complète, le résidu a été repris par l'eau distillée et chauffé une demi-heure à l'ébullition, puis la liqueur a été filtrée pour séparer les fragments de verre.

Le liquide filtré après refroidissement nous a donné une magnifique coloration rouge avec les sels ferriques, due à la formation de sulfocyanate d'ammonium, soluble dans l'éther.

Avec l'azotate d'argent en solution étendue, il se forme un précipité blanc.

Sur le même produit de décomposition qui nous a donné la réaction des cyanates, nous avons fait agir la potasse ; à chaud il se dégage de l'ammoniaque facilement caractéristique à l'odeur. Un morceau de papier de tournesol rouge, mis à l'orifice du tube où se fait la réaction, devient bleu sous l'influence des vapeurs ammoniacales.

La solution aqueuse est colorée en rouge brique par le réactif de Nessler, précipité devenant de plus en plus abondant si l'on vient à chauffer.

Nous pouvons donc conclure que dans la décomposition de l'éther dicarbamique il se forme du cyanate d'ammonium de formule :

$$O = C = Az - AzH^4$$

Nous avons vérifié ce résultat, d'après la méthode de Woehler en transformant ce cyanate d'ammonium en urée.

Nous avons, après plusieurs décompositions, recueilli une certaine quantité de produit. Nous en avons fait une solution aqueuse qui a été soumise pendant une heure à la température du bain-marie où se passe la réaction suivante ;

$$O = C = Az - AzH^4 = O = C \Big\langle \begin{matrix} AzH^2 \\ AzH^2 \end{matrix}$$

Après concentration et refroidissement, nous avons ajouté quelques gouttes d'acide azotique. Au bout de quelque temps, il s'est déposé au fond de la capsule une poudre blanche cristalline d'azotate d'urée.

$$O = C \Big\langle \begin{matrix} AzH^2 \\ AzH^2 \end{matrix} , \ AzO^3H$$

Ces cristaux une fois secs ont été examinés au microscope et soumis à l'analyse.

Nous avons fait le dosage de l'azote :

$$\begin{aligned} &\text{Résultat obtenu} \ldots \ldots \ 33{,}26 \text{ p. } 100 \\ &\text{Calculé pour la formule} \ . \ 34{,}14 \quad — \end{aligned}$$

2° Nous avons vu d'autre part que lorsque l'éther dicarbamique est porté à 210°, il se dégage un gaz qui en venant barboter dans une solution d'eau de baryte, détermine un précipité blanc.

Ce précipité traité par l'acide chlorhydriqne dilué, se dissout en faisant effervescence ; de l'anhydride carbonique s'est donc dégagé pour former du carbonate de baryte.

Le fait a encore été mis en évidence en plaçant une allumette en ignition à l'extrémité effilée du tube : elle s'éteint.

D'après ces résultats, la décomposition de l'éther dicarbamique ne laisse aucun doute. Il s'est formé, sous l'influence de la chaleur à 210°, du cyanate d'ammoniaque et de l'anhydride carbonique.

Selon l'équation suivante :

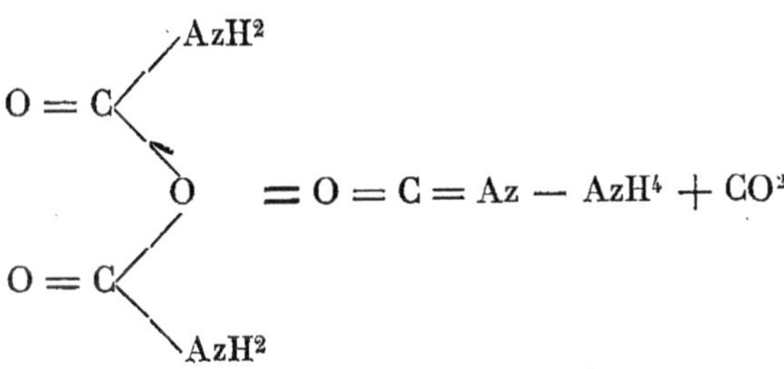

$$O = C \begin{cases} AzH^2 \\ O \\ \end{cases} \quad = O = C = Az - AzH^4 + CO^2$$
$$O = C \begin{cases} \\ AzH^2 \end{cases}$$

CHAPITRE IV

COMBINAISONS MÉTALLIQUES DE L'ÉTHER
DICARBAMIQUE

Combinaison avec le plomb

Dans la séparation de l'éther dicarbamique, nous
avons obtenu un précipité en faisant agir le sous-
acétate de plomb liquide sur une solution concentrée
de ce corps.

Ce précipité, après filtration et une fois desséché,
a été soumis à l'analye.

DOSAGE DU CARBONE

Nous avons obtenu les résultats suivants :

Poids de matière	Acide carbonique correspondant	Acide carbonique p. 100	Moyenne p. 100
0,43	0,119	7,54	7,60
0,402	0,113	7,66	

DOSAGE DE L'HYDROGÈNE

Poids de matière	Eau du tube à ponce sulfurique	Hydrogène correspondant	Hydrogène p. 100	Moyenne p. 100
0,43	0,05	0,0055	1,27	1,25
0,402	0,045	0,005	1,24	

DOSAGE DE L'AZOTE

Nous avons dosé l'azote par la méthode de Kjeldahl et à la chaux sodée.

Résultats obtenus :

Poids de matière	Azote correspondant	Azote p. 100	Moyenne p. 100
0,38	0,033	8,62	8,75
0,45	0,04	8,88	

DOSAGE DU PLOMB

Nous avons dosé le plomb à l'état de sulfate.

Un poids donné de la substance est dissout au bain-marie dans 100 c.c. d'eau distillée acidulée par 20 c.c. d'acide chlorhydrique.

Après refroidissement, on précipite tout le plomb à l'état de sulfate par une solution d'acide sulfurique, 50 c.c. p. 100 d'eau distillée.

Ce précipité est recueilli sur un filtre et lavé à l'eau distillée.

Il est ensuite séché à l'étuve et pesé.

Poids de la substance	Sulfate de plomb	Plomb trouvé	Plomb p. 100	Moyenne p. 100
—	—	—	—	—
1,00	0,95	0,65	65,00	65,42
1,20	1,16	0,79	65,83	

D'après les résultats fournis par l'analyse, nous en avons déduit la formule suivante pour le composé plombique :

$$O = C \diagup^{AzH^2}_{\diagdown} \quad O \quad , \ Pb$$
$$O = C \diagdown_{AzH^2}$$

En effet, si nous comparons les résultats obtenus d'un côté par l'analyse, et d'un autre par le calcul pour la formule établie, nous pouvons considérer le produit comme une simple combinaison d'une molécule de plomb et d'une molécule d'éther dicarbamique.

Résultats donnés par l'analyse :		*Calculés pour la formule :*	
Carbone . . .	1,60 p. 100	Carbone . . .	7,69 p. 100
Hydrogène . .	1,25 —	Hydrogène . .	1,28 —
Azote.	8,75 —	Azote.	8,97 —
Plomb	65,42 —	Plomb	66,66 —

Le composé se présente sous la forme d'une poudre jaune amorphe qui se décompose par la chaleur en cyanate d'ammoniaque, anhydride carbonique et laisse le plomb métallique au fond du tube dans lequel le produit a été chauffé.

Il est insoluble dans l'eau, soluble dans l'acide chlorhydrique, soluble dans la potasse et la soude en excès et donne toutes les réactions des sels de plomb.

Combinaison avec le mercure.

En faisant agir une solution d'un sel mercureux (l'azotate mercureux par exemple), sur une solution concentrée dans l'eau distillée d'éther dicarbamique, nous avons obtenu un précipité floconneux très dense qui se dépose au fond du récipient dans lequel on opère.

Après filtration et lavage sur le filtre du précipité, on le sèche à l'étuve.

On obtient un produit jaune rouge, amorphe, se décomposant entre 210 et 220° en cyanate d'ammoniaque, anhydride carbonique et mercure métallique, insoluble dans l'eau et dans l'alcool, soluble dans l'acide chlorhydrique et présentant toutes les réactions des sels mercureux.

Ce produit présente une constitution chimique semblable à celle du composé plombique; c'est-à-dire qu'il répond à la formule suivante :

$$O = C \underset{AzH^2}{\overset{AzH^2}{\diagdown O \diagup}} \; ; \; Hg$$

comme nous le verrons d'après le dosage du mercure.

DOSAGE DU MERCURE

Nous avons dosé le mercure par l'iodométrie, en nous basant sur la propriété du chlorure mercureux de se dissoudre au contact de l'iodure de potassium et de l'iode en absorbant l'iode proportionnellement à sa quantité.

D'après la relation :

$$Hg^2Cl^2 + 6KI + 2I = 2HgK^2I^4 + 2KCl$$

D'où il résulte que 1 gramme d'iode correspond à 1,574 de mercure.

Il sera donc facile, après avoir transformé le mercure combiné dans notre produit en protochlorure de mercure, de doser volumétriquement l'iode absorbé, à l'aide de la solution d'hyposulfite de soude.

Un poids donné de la substance est mis en dissolution dans l'acide chlorhydrique au bain-marie. Après refroidissement, on ajoute 3 ou 4 c. c. de solution normale de sulfate de fer, puis une quantité suffisante de soude pour précipiter le calomel et le fer.

On dissout ce dernier avec une solution d'acide sulfurique au dixième. Il reste alors le calomel. On décante l'eau mère, lave à trois ou quatre reprises à l'eau distillée chaude, puis on entraîne sur le filtre.

On détache le filtre et on introduit le précipité dans un ballon que l'on ferme après y avoir ajouté 50 c.c. d'une solution normale d'iode et 10 c.c. d'une solution d'iodure de potassium au dixième. On abandonne jusqu'à dissolution complète.

On place alors le liquide dans un vase à précipité et l'on dose jusqu'à décoloration avec une solution normale d'hyposulfite de soude en se servant de l'eau amidonnée comme indicateur.

Soit V le nombre de centimètres cubes de solution d'hyposulfite employé. On déduit alors la quantité de mercure contenu dans le composé de la quantité d'iode disparu.

$$(50 - V)\ 0{,}0127 = \text{Iode combiné}$$
$$(50 - V)\ 0{,}0127 \times 1{,}574 = \text{Hg}$$

Nous avons obtenu les résultats suivants :

Poids de matière	Mercure correspondant	Mercure p. 100	Moyenne p. 100
0,542	0,349	64,39	64,62
0,515	0,334	64,85	

Les résultats obtenus par le calcul pour la formule

$$C^2Az^2O^3H^4,Hg$$

et ceux que donne l'analyse pour le mercure sont sensiblement les mêmes.

Mercure calculé pour la formule = 65,78 p. 100
Mercure trouvé = 64,62

Combinaison avec l'argent.

Si on traite une solution concentrée au bain-marie d'éther bicarbamique par une solution d'azotate d'argent, on obtient un précipité. On le sépare par filtration, on le lave sur le filtre et on le sèche à l'étuve.

Quand il vient d'être précipité il se présente sous la forme d'une poudre rouge grisâtre, amorphe, qui rougit et finalement noircit à la lumière. Il est insoluble dans l'eau, soluble dans les acides, se décompose par la chaleur comme les composés précédents et présente toutes les réactions des sels d'argent.

Il a une composition chimique identique aux combinaisons que nous avons déjà étudiées et, d'après le dosage de l'argent, nous lui avons donné pour formule :

$$C^2 Az^2 O^3 H^4, Ag.$$

DOSAGE DE L'ARGENT

Nous avons dosé l'argent par la méthode volumétrique en dosant par reste l'acide chlorhydrique qui a pu s'y combiner.

Un poids donné de la substance est dissout dans 100 c. c. d'acide azotique dilué de moitié avec de l'eau distillée. On chauffe légèrement au bain-marie pour activer la dissolution.

On ajoute à cette solution, après refroidissement, 50 c.c. de la solution normale d'acide chlorhydrique. Tout l'argent est alors précipité à l'état de chlorure d'argent.

On sépare par le filtre et on lave sur le filtre le précipité formé à l'eau distillée jusqu'à ce que l'on obtienne plus de précipité avec l'azotate d'argent. On a soin de réunir toutes les eaux-mères qui doivent contenir tout l'acide chlorhydrique en excès.

On neutralise la liqueur par du carbonate de chaux. On ajoute cinq à six gouttes de bichromate de potasse comme réactif indicateur et on titre à la liqueur normale d'argent en laissant couler goutte à goutte jusqu'à teinte légèrement rose de chromate d'argent. A ce moment tout l'acide chlorhydrique en excès a été combiné à l'état de chlorure d'argent.

Soit V le volume de liqueur d'argent.

$$(50 - V) \times 0.0365 = HCl \text{ combiné}$$
$$(50 - V)\, 0.0365 \times 2.958 = Ag$$

Le dosage nous a donné les résultats suivants :

Poids de matière	Argent trouvé	Argent p. 100	Moyenne p. 100
0,482	0,240	49,79	49,16
0,445	0,216	48,53	

Les résulats de l'analyse nous donnent en moyenne :

Ag . . . . 49,16 p. 100

Et les calculs pour la formule $C^2Az^2O^3H^4$, Ag :

Ag . . . . 50,94 p. 100

Notre composé a donc une constitution identique aux combinaisons précédentes.

CONCLUSIONS

De l'exposé des faits qui précèdent, nous pensons pouvoir tirer les conclusions suivantes :

1° Lorsqu'on soumet à l'action de la chaleur, dans les conditions que nous avons précisées, un mélange de glucose et d'urée, les deux substances sont décomposées.

Le glucose est transformé en une masse amorphe et charbonneuse, l'urée elle-même subit une décomposition. Du résidu nous avons isolé une substance cristallisée en cristaux jaunes répondant à la formule.

$$C^2O^3Az^2H^4$$

2° Cette substance cristallisée fonctionne comme acide, elle forme avec les sels de plomb, de mercure et d'argent, des combinaisons qui ont une formule analogue.

3° En décomposant la substance cristallisée par la chaleur nous avons obtenu comme produits uniques :

de l'anhydride carbonique et du cyanate d'ammoniaque.

4° L'ensemble de ces résultats nous a conduit à
considérer la substance obtenue comme le résultat
de la combinaison de deux molécules d'acide carbamique avec élimination d'eau.

Soit l'éther dicarbamique.

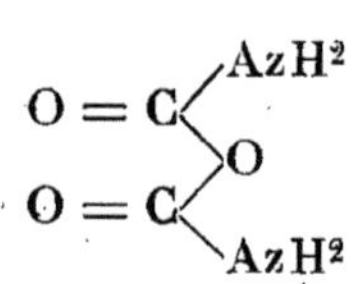

BIBLIOGRAPHIE

BRANDES et STŒHR. — *J. prakt chem.:* (2), t. LIV, p. 486.

BIGINELLI. — *Gaz. chim. :* t. XIX, p. 215-217.

H. CAUSSE. — *Bull. Société chim. :* t. CCCXVII, p. 674.

DELÉPINE et RIVALS. — *Bull. Société chim. :* t. XIX, p. 941.

EMERSON REYNOLDS. — *Chem. News:* t. XXIV, p. 87.

HUGO SCHIFF. — *Ann. der. chem. u. Phar. :* t. CLI, p. 186.

JACOBSEN. - *Ann. der. chem. u. Pharm. :* t. CLVII, p. 243.

LÜDY. — *Monatshefte für chem. :* t. X, p. 295.

LOBRY DE BRUYN et FRANCHIMONT. — *Dict. de Wurtz :* 2ᵉ sup. p., 774.

MÉHU. — *Traité d'analyses chimiques médicales :* p. 255.

NATANSON. — *Ann. der. chem. u. Pharm. :* t. XCVIII, p. 287.

STONE. — *Amer. Chem. Journ. :* t. XVII, p. 191.

TANRET. — *Bull. Société chimique :* t. XLIV, p. 103.

P. THENARD. — *Comptes-rendus Acad. des Sciences :* t. LII, p. 444.

WURTZ. — *Dict. de chimie :* t. III. p. 567.

LYON

IMPRIMERIE A. STORCK ET Cie

Rue de la Méditerranée, 3

www.ingramcontent.com/pod-product-compliance
Ingram Content Group UK Ltd.
Pitfield, Milton Keynes, MK11 3LW, UK
UKHW020047100726
13658UKWH00004B/1604